# BEI GRIN MACHT SICH IHR WISSEN BEZAHLT

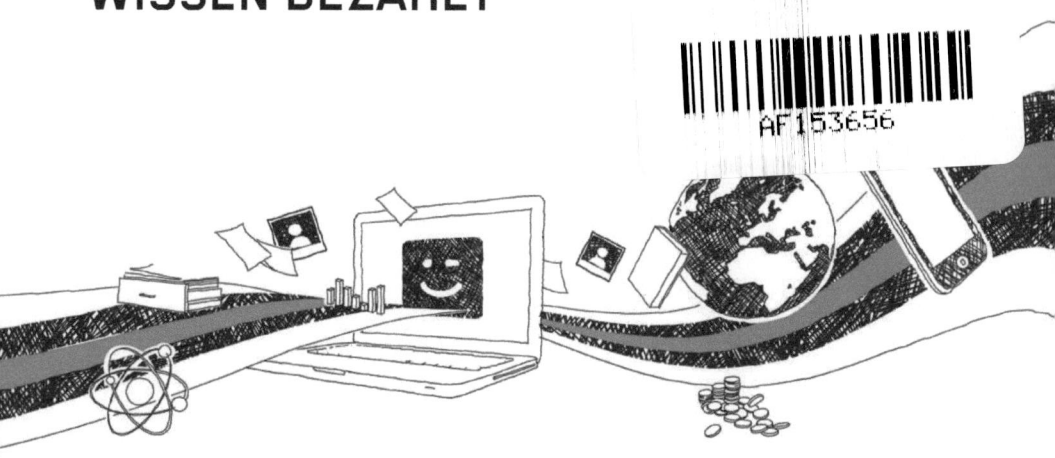

- Wir veröffentlichen Ihre Hausarbeit,
  Bachelor- und Masterarbeit

- Ihr eigenes eBook und Buch -
  weltweit in allen wichtigen Shops

- Verdienen Sie an jedem Verkauf

## Jetzt bei www.GRIN.com hochladen und kostenlos publizieren

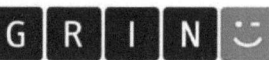

# Stressmanagement mithilfe des Gruppenkonzepts in Unternehmen. Ein Fallbeispiel

Jacqueline Sander

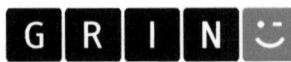

**Bibliografische Information der Deutschen Nationalbibliothek:**

Die Deutsche Nationalbibliothek verzeichnet diese Publikation in der Deutschen Nationalbibliografie; detaillierte bibliografische Daten sind im Internet über http://dnb.d-nb.de abrufbar.

ISBN: 9783346520258
Dieses Buch ist auch als E-Book erhältlich.

Druck und Bindung: Books on Demand GmbH, Norderstedt Germany
Gedruckt auf säurefreiem Papier aus verantwortungsvollen Quellen

Das vorliegende Werk wurde sorgfältig erarbeitet. Dennoch übernehmen Autoren und Verlag für die Richtigkeit von Angaben, Hinweisen, Links und Ratschlägen sowie eventuelle Druckfehler keine Haftung.

Das Buch bei GRIN: https://www.grin.com/document/1141229

# FALLSTUDIE

## Angewandte Prävention I (Entspannung)

## Alternative B

abgegeben am:
SRH Fernhochschule

Modul: Angewandte Prävention (Entspannung) (BAPRÄ1)
Studiengang: Prävention und Gesundheitspsychologie

Von
**Jacqueline Sander**

# Inhaltverzeichnis

# 1 Problemdefinition Stress

Unter Stress wird heute im Allgemeinen eine: "(…) prozesshafte wechselseitige *Person- Umwelt- Auseinandersetzung (…)*" [15, S.11] verstanden. Stressauslösende Reizsituationen werden in der Regel als Stressoren bezeichnet.

## 1.1 Wahrnehmung von Stress

Es muss bedacht werden, dass nicht alle Stressoren negativ sind. In der Literatur wird ein Reiz entweder als positiv - ungefährlich (Herausforderung) oder stressreich unterschieden. Dabei hängt die Wahrnehmung eines Reizes immer subjektiv von jeder einzelnen Person ab. Wo der Eine die Herausforderung darin sieht, einen Vortrag vor einer Gruppe (Eustress) zu halten, sieht der Andere eine stressauslösende Situation (Disstress). Das kann daran liegen, dass Ersterer grundlegende Kenntnisse über das Halten von Vorträgen hat und diese schon oftmals erfolgreich angewandt und dem Anderen jegliche Erfahrung darin fehlt. Unter Umständen ist die zweite Person auch eher schüchtern und introvertiert (in sich gekehrt) und die Erste eher extrovertiert (nach außen gewandt, offen).

Grundsätzlich kann davon ausgegangen werden, dass stressauslösende Bedingungen von innen und von außen auf eine Person einwirken können. Dabei spielen Umweltanforderungen sowie Fertigkeiten und Fähigkeiten (Ressourcen) des Einzelnen eine Rolle. Eine bestimmte Fähigkeit kann von einem Betroffenen ganz anders bewertet werden als von einem Außenstehenden.

Als Stressoren können physikalische (Hitze, Kälte, Lärm), körperliche (Verletzung, Hunger, Schmerz), auf die Leistung bezogene (Zeitdruck, Überforderung, Prüfung) und soziale (Konkurrenz, Isolation, zwischenmenschliche Konflikte) genannt werden.

## 1.2 Mögliche Folgen von negativem Stress (Disstress)

Im vorangegangenen Kapitel wurde angesprochen, dass die subjektive Wahrnehmung eines Reizes bei jeder Person verschieden ist. Dementsprechend sind auch die Auswirkungen, welche vom Stress ausgelöst werden, bei jedem Einzelnen andere.

Häufige Folgen von Stress können unter anderem sein [10]:

- Kognitive Leistungsstörungen

- Tinnitus, Hörsturz, erhöhter Augeninnendruck

- Atemstörungen

- Muskelverspannungen (vor allem in Schulter und Nacken)

- Kopf- und Rückenschmerzen

- Koronare Herzkrankheiten

- Schlafstörungen und

- Depressionen.

Dies ist nur ein Ausriss. Es gibt noch weitere Folgen von (chronischem) Stress.

Im Allgemeinen kann gesagt werden, dass nach länger anhaltender und ungewohnter Belastung, drei (Stress-) Stadien durchlaufen werden:

1. Dem Bewusst werden und Spüren der Situation in ihrer ganzen Härte

2. Das "sich daran gewöhnen"

3. Die belastende Situation kann nicht länger ertragen werden [16]

Grundsätzlich kann gesagt werden, dass zeitlich überdauernder negativer Stress zu Hoffnungslosigkeit, Erschöpfung und Resignation führt.

## 1.3 Merkmale von Stressoren

Nach Hüther [7] sind die häufigsten Merkmale und Formen für die Aktivierung von Stressreaktionen:

- Psychosoziale Konflikte

- (vor)gestellte Ziele welche unerreichbar sind

- Der Überschuss von Informationen und

- Für eine Person als zwingend empfundene Bedürfnisse, welche aber unerfüllbar sind

Dies kann eintreten durch:

- Kritische Lebensereignisse

- Arbeits- und/oder Alltagsbelastungen

Es wird prinzipiell zwischen persönlichen und arbeitsbedingten Faktoren unterschieden, wobei immer beachtet werden muss, dass diese Faktoren sich gegenseitig bedingen. Hat eine Person großen Zeitdruck und Probleme mit Kollegen am Arbeitsplatz, wirkt sich dies oftmals, durch Streitigkeiten, auf die Partnerschaft aus (Der Stress vom Arbeitsplatz wird "mit nach Hause gebracht").

Eine Stressreaktion kann sich unterschiedlich zeigen und auswirken. *Körperlich* zeigt sich diese an einer allgemeinen Aktivierung und Energiemobilisierung (schneller Atem, erhöhter Muskeltonus, erhöhte Herzfrequenz). Was in der Vergangenheit nützlich für die Flucht war, ist heute, bei längerer Aufrechterhaltung der Aktivierung, durch die anhaltende Belastung, schädlich. Es kommt zu Erschöpfungszuständen und negativen Folgen für die Gesundheit. Auf der *verhaltensbestimmten (behavioralen)* Ebene lassen sich u.a. folgende Verhaltensweisen von außen beobachten: ungeduldiges und hastiges Verhalten, Betäubungsverhalten (Rauchen, Alkohol, Schmerz-, Beruhigungs- oder Aufputschmittel), unkoordiniertes Arbeitsverhalten und ein konfliktreicher Umgang mit Anderen. *Kognitiv- emotional* ist das intrapsychische Verhalten, also für Außenstehende nicht "einsehbare" Verhalten. Diese individuellen Reaktionen auf Stressoren können innere Unruhe und Nervosität, allgemeine Unzufriedenheit, Angst, Hilflosigkeit, Konzentrationsmangel, u.a. sein.

Es ist zu bedenken, dass all diese individuellen Reaktionen einander bedingen und auch steigern können. [10]

## 2 Theoretischer und wissenschaftlicher Hintergrund

Die Stressforschung hat in den letzten Jahren viele neue Erkenntnisse gewonnen. An dieser Stelle sollen einige davon vorgestellt werden. Auf Grund des begrenzten Rahmens kann dies nur in Auszügen geschehen.

2.1 Hintergrund nach SelyeUm sich näher mit den Anfängen der Stressforschung auseinander zu setzen, ist es nötig, das Werk von Hans Selye etwas näher zu betrachten.

Selye hat sich intensiv mit den biologischen Ursachen und Folgen von Stress beschäftigt. Bei Experimenten mit Ratten stellte er drei verschiedene organische Reaktionen fest: das Vergrößern der Nebennierenrinde, eine Schrumpfung von Thymus, Milz, Lymphknoten und anderem lymphatischem Gewebe und Magen-Darmgeschwüre. Dies bezeichnete Selye als biologisches Stresssyndrom. (A.A.S., Allgemeines Adaptionssyndrom). Wie weiter oben schon beschrieben, unterteilt sich dieses in drei Stadien: Die Alarmreaktion, das Anpassungsstadium

(Widerstandsstadium) und schlussendlich das Erschöpfungsstadium. Auch wenn die Energiezufuhr (kalorisch) beständig aufrechterhalten wird, kommt es zu einer Erschöpfungsreaktion. "(…) kein Organismus kann ständig in einem Alarmzustand gehalten werden". [16, S. 167]

Selye stellte frühzeitig fest, dass qualitativ unterschiedliche Reize gleicher Schädlichkeit bei unterschiedlichen Personen unterschiedliche Syndrome hervorrufen. Des Weiteren, das der gleiche Stressgrad, herbeigeführt durch den gleichen Reiz, bei verschiedenen Personen unterschiedliche Schäden anrichtet. Dies wird zurückgeführt auf konditionierende Faktoren, welche die "(…) Stresswirkung selektiv verstärken oder hemmen können" [ebd., S. 177]. Selye weist schon in seinen Anfängen auf die Wichtigkeit der Unterscheidung zwischen positiven (Eustress) und negativem (Disstress) Stress hin.

Der menschliche Körper ist versucht ein beständiges Gleichgewicht aufrecht zu erhalten. Dies wird als Homöostase bezeichnet. Auf Grund dessen versucht er durch verschiedene Reaktionen (syntoxisch oder katatoxisch) diese Homöostase beizubehalten oder wieder herzustellen. Syntoxische Reaktionen tolerieren den "Angreifer", katatoxische versuchen ihn zu vernichten. Nicht immer reichen die körpereigenen Mechanismen aus, um den Gleichgewichtszustand zu halten. Hier ist es von Nöten von außen einzugreifen. Selye spricht in diesem Fall von Heterostase. In der Regel eine Behandlung mit "künstlichen" Heilmitteln. Des Weiteren fällt auch planmäßiges oder zwangsläufiges körperliches Training in diese Kategorie, da es sich um einen "Eingriff" von außen handelt.

Um die Homöostase aufrecht zu erhalten, schlägt Selye drei Leitsätze vor:

1. Finde dein eigenes *natürliches Stressniveau*. Durch planvolle Selbstanalyse sollen die eigenen Erfordernisse des Lebens überdacht und den eigenen Wünschen und Vorstellungen angepasst werden.

2. *Altruistischer Egoismus*. Das Bemühen um Anerkennung und Liebe führt zu einem wirksamen Weg, angestaute Energie abzubauen; mit dem Schaffen von erfreulichen und nützlichen Dingen.

3. *Gewinne deines Nächsten Liebe*. Die eigene Homöostase und das eigene Glück sollen mit dem Wohlwollen anderer Menschen aufrechterhalten werden.

Abschließend kann noch gesagt werden, dass schon Seyle feststellte, dass durch das Verbessern von geistigen und körperlichen Fähigkeiten, die Lebensqualität verbessert werden kann. Dazu zählen u.a. körperliche Bewegung, Sauna, Meditation, Zen oder auch ein in Ruhe getrunkener Kaffee oder psychotrope Medikamente (in angemessenem Umfang damit kein Schaden angerichtet wird).

## 2.2 Hintergrund nach Lazarus

Lazarus [11] hat in den frühen 70er Jahren festgestellt, dass es hauptsächlich drei wesentliche stressrelevante Beziehungen gibt. Diese sind Bedrohung, Schädigung/Verlust und Herausforderung. Es wird davon ausgegangen, dass Stress immer durch eine Interaktion zwischen einer Person und der Umwelt und der anschließenden Bewertung dieser Interaktion durch die Person, hervorgerufen wird oder nicht. Erst durch diese Bewertung entsteht der eigentliche Stress. Die Person stellt in ihrer Bewertung fest, ob: "(...) die Anforderungen der Umwelt die Fähigkeiten der Person beanspruchen oder übersteigen" [ebd., S.241]. Eine Beanspruchung der Fähigkeiten stellt demzufolge eher eine Herausforderung dar und wird durchaus positiv bewertet (Eustress). Übersteigen die Anforderungen der Umwelt die Fähigkeiten der Person, entsteht eine gefühlte Bedrohung (Disstress).

Lazarus geht von zwei transaktionistischen Annahmen aus, der kognitiven Bewertung der Situation/des Ereignisses und der Bewältigung (coping) der Situation. In der Bewertung kann unterschieden werden zwischen primärer und sekundärer Bewertung. Die Primäre bezieht sich auf die: "(...) Bedeutung des Ereignisses für das Wohlbefinden der Person (...)" [ebd. S. 233]. In der sekundären Betrachtung werden verfügbare Bewältigungsfähigkeiten von der Person beurteilt. Lazarus unterteilt die primären Bewertungen in drei Kategorien. Ein Ereignis kann für eine Person irrelevant, günstig/positiv oder stressend sein. Dabei bedeutet ein irrelevantes Ereignis für eine Person ein Ereignis ohne Auswirkungen auf das Wohlbefinden. Eine positive Wahrnehmung bedeutet für diese Person Sicherheit und Entspannung. Es ist keine Bewältigungsstrategie nötig. Die dritte Form, die stressende Bewertung, wurde weiter oben eingeführt. Schädigung/Verlust und Bedrohung implizieren in der Regel ausschließlich negative Gefühle. Herausforderung kann auch positiv bewertet werden.

Die sekundäre erfolgt nun nicht zwangsläufig nach der primären Bewertung. Die sekundäre Bewertung kann durchaus vor der Primären oder parallel dazu stattfinden.

Grundsätzlich wird hier unterschieden zwischen: Was bedeutet dieses Ereignis für die Person? (primär) und Wie kann die Person das Ereignis bewältigen? (sekundär).

Lazarus schlägt zum einen eine "Neubewertung" des Ereignisses vor. In diesem Prozess werden das Ereignis und die Reaktion betrachtet. Nachfolgend wird das Ereignis neubewertet. Es muss sich immer vor Augen gehalten werden, dass emotionale Zustände sich kontinuierlich verändern, mit der sich ständig verändernden Umwelt und neuen Informationen.

Zum anderen werden verschiedene Bewältigungsprozesse besprochen. Diese Bewältigungsprozesse unterscheiden sich in ihrer zeitlichen Orientierung (Vergangenheit, Gegenwart und Zukunft). Der Bewältigungsprozess kann eine Änderung des Ereignisses (der gestörten Transaktion) oder eine Regulierung von Emotionen sein. Bezogen auf die Person selbst oder die Umwelt kann zwischen vier Bewältigungsmodi unterschieden werden. Der Informationssuche, der direkten Aktion, der Aktionshemmung oder der intrapsychischen Reaktion. Nachfolgend kommt es zu einer Bewertung des Ereignisses. In der Vergangenheit und Gegenwart ist dies in der Regel eine Schädigung in der Zukunft eine Bedrohung, Herausforderung oder Aufrechterhaltung. Daraus folgt dann in Vergangenheit und Gegenwart: überwinden, tolerieren, erholen oder eine Neuinterpretation der Ereignisse. In der Zukunft folgen präventive oder entwicklungsorientierte Prozesse [ebd.].

## 2.3 Hintergrund nach Kaluza

Gert Kaluza beschäftigt sich seit mehreren Jahrzenten mit Stress und den ihn auslösenden Faktoren. Er entwickelte ein Konzept zur Stressbewältigung (er nennt es Gesundheitsförderungsprogramm), was auf vier wissenschaftlichen Disziplinen aufbaut. [10]

1. Der biomedizinischen Stressforschung, welche die komplexen körperlichen Antworten des Organismus auf psychosoziale Belastungen erforscht. Dazu gehört auch deren Bedeutung für die Gesundheit.

2. Der sozialepidemiologischen und (medizin-) soziologischen Stressforschung, welche sich mit der: "(...) Qualität und Quantität von psychosozialen Belastungen und deren Auswirkung auf die Gesundheit (...)" [ebd., S.12] auseinandersetzt.

3. Der psychologischen Stressforschung, welche sich mit dem Zusammenhang zwischen kognitiver und emotionaler Verarbeitung von Belastung und den damit einhergehenden individuellen Prozessen der Bewertung und Bewältigung befasst. Bewertung und Bewältigung werden hier als zentrale Mediatoren zwischen psychosozialen Belastungen und Gesundheit gesehen.

4. Der salutogenetischen Perspektive nach Antonovsky, nach welcher soziale und persönliche (gesundheitliche) Schutzfaktoren betrachtet werden. Diese Schutzfaktoren hat jeder Einzelne zur Bewältigung von Belastung (in unterschiedlichem Maße) als Ressource.

Kaluza führt aus, dass bei einem aktuellen Stressgeschehen immer drei grundsätzliche Aspekte zu betrachten sind. Die äußerlichen Bedingungen und Situationen, welche als belastend empfunden werden (Stressoren); die Stressreaktionen, also die körperlichen und psychischen Antworten des Körpers auf auftretende Stressoren und die individuellen Motive und Einstellungen des Einzelnen. Auch hier wird wieder hervorgehoben, dass die Bewertung des einzelnen Individuums auf das Stressgeschehen ausschlaggebend für die eigentliche Stressreaktion ist, und ob es überhaupt zu einer Reaktion kommt. Diese persönliche Bewertung stellt Kaluza als Bindeglied zwischen der äußeren Belastungssituation und der Stressreaktion dar (persönliche Stressverstärker).

## 2.3 Fazit

Sowohl Lazarus als auch Kaluza heben die persönliche Bewertung eines Stressereignisses hervor. Dabei spielt es keine Rolle, wie das Ereignis entstanden ist und sich auf das Individuum auswirkt. Es muss demzufolge bei der (Stress-)Bewältigung jeder Einzelne seine eigene Strategie entwickeln. Weiter oben wurde ausgeführt, dass das gleiche Ereignis für eine Person als stressend und für eine zweite Person als nicht stressend erlebt werden kann.

Grundsätzlich sind verschiedenen Herangehensweisen zur Bewältigung von Stress möglich. Diese können u.a. das Verhindern des Auftretens solcher Situationen sein, die Neubewertung der Situation, kognitive Umbewertung des Ereignisses und Ausgleichen der Reaktion (z.B. durch Sport, mentales Training, soziale Unterstützung). Hierauf wird in Kapitel 4 näher eingegangen.

# 3 Die Logistikfirma "MeyerSchmidt" Diagnose

In der Logistikfirma "MeyerSchmidt" gibt es neben der Führungsebene drei Hauptgruppen von Mitarbeitern. Diese können unterteilt werden in Sachbearbeiter mit ausschließlicher Büroarbeit, Kommissionierer, welche die Waren der Bestellungen zusammenstellen und LKW- Fahrer.

## 3.1 Sachbearbeiter

Die Sachbearbeiter des Unternehmens arbeiten vorrangig im Sitzen. Es werden Bestellungen von Kunden entgegengenommen und weiterverarbeitet. Lieferscheine, Rechnungen und Retouren müssen ausgestellt werden. Des Weiteren planen die Sacharbeiter die Touren der Fahrer. Oftmals werden kurzfristige Bestellungen von Kunden per Telefon oder E-Mail aufgegeben, welche schnellstmöglich bearbeitet werden müssen. Die Tätigkeit der Büroangestellten ist eher eine Geistige.

## 3.2 Kommissionierer

Die Kommissionierer der Firma "MeyerSchmidt" sind dafür verantwortlich, die bestellten Waren zusammen zu packen und nach Kunden zu sortieren. Es handelt sich hierbei um ein gemischtes Sortiment mit sowohl großen und sperrigen, schweren, als auch kleinen und leichten Waren.

Die Kommissionierer arbeiten sowohl geistig, bei der Abarbeitung der Bestellliste und dem Sortieren der entsprechenden Ware, als auch körperlich, da oftmals Schweres und Unhandliches unter den Bestellungen ist.

Auch hier kommt es vorübergehend zu Zeitdruck, da kurzfristige Bestellungen, welche die Sachbearbeiter entgegengenommen haben, noch abgefertigt werden müssen.

Die Kommissionierer arbeiten in einem Schichtsystem, damit alle Bestellungen rechtzeitig bearbeitet und lieferbereit sind.

## 3.3 LKW- Fahrer

Die LKW- Fahren des Unternehmens arbeiten zum einen schwer körperlich, da die Fahrzeuge mit den auszuliefernden Waren be- und entladen werden müssen. Dazu verbringen die Fahrer viel Zeit im Sitzen in ihren Fahrzeugen. Die Konzentration muss im Verkehr oft hoch sein. Mit jedem Stau oder einer anderen Verzögerung geraten sie unter Zeitdruck.

## 3.4 Fazit

Es wurde festgestellt, dass in der Logistikfirma "MeyerSchmidt" verschiedene Stressbelastungen auftreten. Für die Sacharbeiter sind diese eher geistiger Natur. Die Kommissionierer und LKW- Fahrer sind sowohl geistig als auch stark körperlich belastet. Alle Mitarbeiter leiden u. a. an Nacken- und Schulterverspannungen und Rückenschmerzen. Diese können sowohl physisch als auch psychosomatisch sein.

Zusätzlich dazu kommt es immer wieder zu Differenzen unter den Kollegen und zeitweise mit der Führungsetage. Dies wirkt sich negativ auf die Gesamtstimmung aus und führt zu einem erhöhtem "Stresslevel". Dadurch kommt es zu einem (stressbedingten) erhöhtem Krankenstand in der Firma. Durch das Ausfallen der Mitarbeiter, müssen die "Gesunden" die Mehrarbeit kompensieren und werden dementsprechend anfälliger für Stressoren.

Außerdem wurden bei verschiedenen Mitarbeitern schädliche Stressbewältigungsmethoden festgestellt. Dabei handelt es sich u.a. um die Einnahme schädlicher Mittel (Alkohol, Tabak, Drogen) und/oder um die Anwendung schädlicher psychologischer Methoden (Verleugnung, Unterdrückung, Rückzug) [2]. Diese Methoden können durchaus kurzfristig Erleichterung verschaffen. Langfristig werden die Probleme damit jedoch verschlimmert.

Um den Mitarbeitern eine umfassende Interventionsmöglichkeit zu geben und damit den Krankenstand zu verringern, hat das Management beschlossen ein "Konzept zum Stressmanagement" für alle Mitarbeiter entwickeln zu lassen. Damit soll verhindert werden, dass der Stress chronisch wird und im schlimmsten Fall in eine Depression oder einen Burnout führt.

# 4 Gruppenkonzept zum Stressmanagement

Seit Ende der neunziger Jahre, sind im deutschsprachigen Raum verschiedene wissenschaftlich evaluierte Stressbewältigungstrainings für Gruppen entwickelt worden. Diese variieren bezüglich des Zeitaufwandes, der Gruppengröße und der gesetzten Schwerpunkte.

Beispielhaft sollen an dieser Stelle die Rational- Emotive- Therapie von Schelp et.al. (1997) [14], Optimistisch den Stress meistern von Reschke, Schröder (2010) [13], Kaluzas Stressbewältigungs- Trainingsmanual zur psychologischen

Gesundheitsförderung (2012) [10] oder das Züricher Ressourcenmodell von Storch und Krause (2017) [17] genannt werden.

## 4.1 Allgemeiner Überblick

Der überwiegende Teil der gängigen Stressbewältigungskonzepte baut auf Antonovskys Modell der Salutogenese auf [1]. Antonovsky stellte die berechtigte Frage in den Raum: "Was hält den Menschen gesund?" und nicht wie sonst in der Medizin üblich: "Was macht den Menschen krank?". Durch das Auffinden von Problemen (Stressoren) sollen den Menschen mit den Stressbewältigungskonzepten Werkzeuge zur Bewältigung in die Hand gegeben werden. Das beginnt im Allgemeinen mit der Wissensvermittlung bezüglich Stresses. Nachfolgend werden soziale und kognitive Kompetenzen geschult, Möglichkeiten zu Belastungsausgleich aufgezeigt (z.B. Sport, Meditation, ...) oder anderweitige Bewältigungsstrategien vermittelt.

Grundsätzlich kann zwischen kurzfristigen und langfristigen Strategien zur Stressbewältigung unterschieden werden. Kurzfristige Strategien zielen darauf ab, bei akutem Stress schnell zu entlasten. Dabei geht es vorrangig darum die Wirkungsdauer des Stressors zu reduzieren, Erregungsspitzen abzumildern und eine umgehende Erholung. Dies ist umso wirksamer, je frühzeitiger diese Maßnahmen ergriffen werden. Dazu gehört ein großes Maß an Selbstbeobachtung, welches die meisten Personen erst erlernen müssen. Langfristige Strategien befassen sich mit der Verminderung eines chronischen (erhöhten) Stressniveaus. Zu den langfristigen Strategien gehören: stressförderliche Kognitionen zu verändern, situative Belastungen zu reduzieren und die Erholungskompetenzen der betroffenen Person zu verbessern. Diese Schritte sollen zwischen akuten Stresssituationen greifen [6].

## 4.2 Zum Gruppenkonzept

Das im Folgenden entwickelte und vorgestellte Gruppenkonzept zum Stressmanagement orientiert u.a. an Kaluzas Trainingsmanual zum Stressmanagement. Kaluza schlägt vor: die Stresssituation wahrzunehmen, danach anzunehmen und abschließend zu verändern. Erweiternd wurden Vorschläge von Heinrichs et al. [6] und Ingrid Strobel [18] mit einbezogen.

Das Gruppenkonzept ist mit sechs Modulen geplant und gibt den Teilnehmern Werkzeuge zur kurzfristigen und langfristigen Intervention in der Stressbewältigung auf verschiedenen Ebenen in die Hand.

## 4.3 Modul I "Einstieg"

Im ersten Modul soll ein Einstieg in das Gesundheitsförderungsprogramm "Stressbewältigung" gegeben werden.

Es steht das Kennenlernen der Teilnehmer im Mittelpunkt. Grundlegende Informationen über Stress an sich und das Training werden gegeben. Ziele und Aufbau des Trainings werden erläutert.

Grundsätzlich soll das Wissen über Belastungen, Stress und die dazu gehörigen Reaktionen und Folgen weitergegeben gegeben werden. Es wird vermittelt, wie eine Stressreaktion entsteht und normalisiert werden kann, ein Überblick über Interventionshilfen wird gegeben und die Wichtigkeit von Selbstwirksamkeit wird erklärt und herausgearbeitet.

Des Weiteren sollen Befürchtungen und Erwartungen der Teilnehmer ergründet und die Reflexion der bisher unternommenen Schritte gegen den bestehenden Stress herausgefiltert werden.

Um den Teilnehmern und dem Trainer Einsicht in die aktuelle Situation zu verschaffen, wird optional ein Stressfragebogen [21] oder eine Stress- Situationsanalyse [20] durch die Teilnehmer bearbeitet. Nach der Auswertung erfolgt eine Analyse im Gespräch, über den aktuellen Stresszustand der Teilnehmer. Dazu gibt es drei Optionen; je nach verfügbarer Zeit und Gruppendynamik. Die Auswertung kann in der Gruppe erfolgen, im "Paargespräch" oder jeder Teilnehmer verschriftlich die Auswertung für sich selbst.

Am Ende des ersten Moduls gibt der Trainer den Teilnehmern "Hausaufgaben". Zum einen soll das Modul reflektiert werden, zum anderen sollen die Anwesenden über Möglichkeiten nachdenken, welche sie "entstressen" können. Außerdem sollen die Teilnehmer bis zum nächsten Modul ein "Zeittagebuch" führen. In diesem soll festgehalten werden, wieviel Zeit sie mit Arbeit, Familie, Freunden oder allein verbringen. Dies dient zur Vorbereitung des nächsten Moduls, indem es u.a. um das Zeitmanagement gehen soll.

10 20 30 40 50 60 70 80 90 100 Datum

| | Arbeit | | | | Familie | | Freunde | Allein | Zeit |
|---|---|---|---|---|---|---|---|---|---|
| | | | | ... | | ... | | ... | Stress |

Abb.1: Bsp. "Zeittagebuch", eigene Darstellung, angelehnt an Heinrichs et al

In der oberen Zeile soll markiert werden, wieviel Zeit in Prozent mit der jeweiligen Aktivität verbracht wurde. In der unteren Zeile soll mit grün, gelb oder rot das "Stresslevel" dargestellt werden.

## 4.4 Modul II "Kognitive Umprogrammierung"

Durch eine kognitive Umprogrammierung sollen dem Teilnehmer Bewältigungsstrategien in die Hand gegeben werden, welche die Situation flexibel entlasten können. Vorrangig werden Bewertungsmuster beeinflusst und positiv beeinflusst. Wichtig hierbei ist es einen inneren Dialog zu trainieren. Dem Teilnehmer des Programmes soll durch den Kursleiter bewusst gemacht werden, dass Stress allein durch die eigene Bewertung entsteht und somit auch abgebaut oder verhindert werden kann.

Es können verschiedene stressverschärfende Bewertungen auftreten. Beispielsweise persönliche (überzogene) Einstellungen der Person. Diese äußern sich in "Muss"-Denken. ("ich/ die anderen muss/müssen unbedingt..."). Des Weiteren gehört das Katastrophisieren einer Situation dazu. Hier werden mögliche Folgen der Situation überbewertet und extrem negativ betrachtet. Durch die stressverschärfende Bewertung der eigenen Bewältigungskompetenzen kommt es durch selektive Wahrnehmung zu noch mehr Stress. Der Teilnehmer sieht eher seine Misserfolge und kann die eigenen Ressourcen schlecht oder gar nicht einschätzen. Zuletzt führen emotionale, behaviorale und körperliche Stresssymptome zu vermehrtem Stress. Quasi die Angst vor der Angst oder dem Ärger o.ä. [3].

Das Wichtigste in diesem Modul ist es, den Teilnehmern zu vermitteln, dass durch das "Umprogrammieren" der eigenen Einstellungen, Stress reduziert oder verhindert werden kann. Förderliche Denkmuster werden erklärt ("Es gibt verschiedene Sichtweisen auf das Problem!", "Ich kann das schaffen, weil ich in der Vergangenheit ein ähnliches Problem erfolgreich gelöst habe!"). Die Teilnehmer sollen ihre persönlichen Stressverstärker benennen, kennenlernen und versuchen, Strategien zur Bewältigung zu finden.

Ziel dieses Moduls ist es eine positive Einstellung zum eigenen Stressempfinden in den Teilnehmern zu verankern. Die Personen sollen lernen, dass sie selbst und ihre Bewertungen der Schlüssel zur Stressbewältigung sind.

Dies erfolgt durch verschiedene Übungen. Um den Teilnehmern die Kraft der Vorstellung zu verdeutlichen, schlägt Kaluza die Vorstellungsübung "Zitrone" vor, in welcher die Teilnehmer erfahren, dass allein die Vorstellung körperliche Reaktionen hervorrufen kann [10, S. 107].

Innerhalb der Gruppenarbeit sollen verschiede Sichtweise erarbeitet werden. Ein Mitarbeiter kommt morgens zur Arbeit und ein Kollege ruft ihm zu: "Die Chefin hat schon nach dir gefragt". Was kann das bei Teilnehmern auslösen und wie gehen sie damit um? Diese verschiedenen Sichtweisen werden vorab

Es wird Teilnehmer geben, welche ein Kaninchen und andere, welche eine Ente sehen.

Da der Faktor Zeit bei vielen Menschen Stress auslöst, soll in diesem Modul kurz das "Zeitmanagement" angerissen werden. Die Teilnehmer sammeln Gründe für Zeitdruck (Stau, Unterbrechungen, nicht delegieren können, hinauszögern von Aufgaben, etc.). Nachfolgend sollen in Kleingruppen oder in der gesamten Gruppe Gegenstrategien erarbeitet werden.

Zusätzlich dazu stellt der Kursleiter den Teilnehmern das Eisenhower- Prinzip vor, welches dabei helfen soll, Prioritäten zu setzen. Hierbei soll die Wichtigkeit und die Dringlichkeit der Aufgabe eingeschätzt und nachfolgend kategorisiert werden. [10, 24]

## 4.5 Modul III "Entspannung"

Im dritten Modul geht es um Entspannung. Zu Anfang muss den Teilnehmern durch den Trainer ein Grundprinzip vermittelt werden: Spannung wahrnehmen. In der Regel bemerken die Menschen ihre Anspannung erst, wenn schon Symptome auftreten, beispielsweise Spannungskopfschmerzen. Das Spannungswahrnehmen muss demzufolge sensibilisiert werden. Nachfolgend sollen die Teilnehmer den Wechsel zwischen Anspannung und Entspannung bewusst und deutlich erleben: Anspannung lässt nach- Entspannung beginnt. Danach ist es wichtig, den am Training teilnehmenden Personen zu erläutern, wie der Zustand der bewussten Entspannung aufrechterhalten wird. Zuletzt geht es um die Integration der später vermittelten Übungen im Alltag, um Anspannung und Entspannung besser zu regulieren [10].

Es sollen zwei Möglichkeiten eingeführt werden. Zum einen die Progressive Relaxation (PR) nach Jacobson (2006) [8], welche sich vorrangig für die Teilnehmer eignet, welche Stressauswirkungen eher körperlich spüren. Zum anderen eine Atemübung, welche eher für Personen geeignet ist, welche geistig gestresst sind.

Der Trainer vermittelt den Teilnehmern nachdrücklich, dass jeder auf sich und sein eigenes Gefühl hören soll, da es durchaus auch geistig gestresste Personen gibt, welche vom PR profitieren und umgekehrt.

Die PR ist über die Jahre hinweg gut erforscht worden. Sie wirkt effektiv u.a. bei Spannungskopfschmerzen, Schlafstörungen und reduziert psychophysiologische Aktivierungen bei Belastungsstörungen [12, 5]. Das Grundprinzip der Muskelrelaxation besteht im Wesentlichen aus einem Wechsel zwischen Anspannung und Entspannung einzelner Muskelpartien. Zuerst werden benannte Muskelgruppen angespannt (5 bis 7 s) und mit der Ausatmung entspannt. In der Anspannung soll der Zustand der Muskelpartien "beobachtet" werden. Die Entspannung soll mit jeder Ausatmung vertieft werden. Jacobsons ursprüngliches Programm ist recht lang und zeitaufwändig. In diesem Modul wird auf Grund dessen die Kurzform eingeführt und geübt. Den Teilnehmern wird weiterführende Literatur angeboten. Des Weiteren erfolgen Hinweise zum Durchführen progressiver Relaxation auf CD oder im Internet und das Erlernen der langen Version durch einen ausgebildeten Trainer.

Durch bewusstes Atmen kann ein entspannter Zustand herbeigeführt werden. Damit einher geht automatisch eine Stressreduktion. Die nachfolgend vermittelte Übung eignet sich auch für Anfänger. Durch das bewusste Konzentrieren auf die Atmung verlangsamen sich alle inneren Vorgänge. Das Herz schlägt langsamer. Der Kohlendioxidausstoß wird erhöht. Anspannung wird abgebaut.

Die Teilnehmer können sitzend, stehend oder liegend üben. Eine aufrechte Haltung ist zu verdeutlichen, damit die Atmung besser fließen kann. Es ist möglich die Augen zu schließen. Anfangs sollte mit einer Zeit von etwa zehn Minuten Atemübung begonnen werden. Es ist hilfreich sich dafür einen Timer zu stellen, um sich nur auf die Atmung konzentrieren zu können. Die Teilnehmer sollen auf vier Zählzeiten einatmen, dann auf vier Zählzeiten den Atem anhalten, nachfolgend auf vier ausatmen und wieder bis vier zählend den Atem anhalten. Geatmet wird tief aus dem Bauch heraus. Dies ist am effektivsten und am einfachsten für den Körper. Nach Ablauf der Zeit soll die Person noch zwei drei Mal kräftig Ein- und Ausatmen und sich recken und strecken.

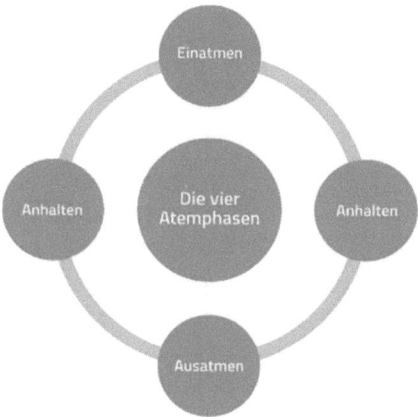

Abb.3: Atemphasen, BARMER

Es erfolgt auch hier abschließend der Hinweis auf entsprechende Literatur, CDs oder Apps.

## 4.6 Modul IV "Bewegung"

Modul Nummer IV setzt sich mit der Bewegung auseinander. In verschiedenen wissenschaftlichen Untersuchungen wurde die förderliche Auswirkung von Sport und Bewegung dokumentiert. Beides wirkt sich positiv auf sowohl die physische wie auch die psychische Gesundheit aus [9, 4]. Verminderte Bewegung ist im heutigen Alltag ständig anzutreffen. Arbeit findet oftmals am Schreibtisch sitzend statt. Dieser wurde mit der Nutzung des Autos oder öffentlichen Nahverkehrs erreicht. Oftmals endet der Tag sitzend auf dem Sofa vor dem Fernseher. All dies führt zu verschiedenen negativen Auswirkungen auf Körper und Psyche. Haltungsschäden, erhöhter Blutdruck und Blutzucker, Übergewicht oder ängstliche Stimmungen sind nur einige zu nennende Auswirkungen. Im schlechtesten Falle führt dieser Bewegungsmangel u.a. zu Herz- Kreislauf- Erkrankungen, Diabetes oder Depressionen. Demzufolge kann gesagt werden, dass regelmäßige Bewegung u.a. den Blutdruck senkt, die Sauerstoffaufnahmekapazität der Lunge erhöht und Depressionen mildert.

Durch ein allgemein erhöhtes Wohlbefinden werden Stressoren weniger stark wahrgenommen und/ oder besser verarbeitet. Des Weiteren kommt es zu einer gesteigerten Selbstwirksamkeitsüberzeugung.

Grundsätzlich gibt es zwei Wege, um Bewegungsmangel vorzubeugen und abzubauen. Zum einen ist es möglich, mehr Bewegung in den Alltag zu integrieren, zum anderen kann regelmäßig Sport getrieben werden. Alltägliche Bewegungen können sein: mit dem Fahrrad zur Arbeit und nicht mit dem Auto, zwei Haltestellen früher aus dem Bus aussteigen und zu Fuß gehen, vermehrt Treppen benutzen, Gartenarbeit, etc. 30 Minuten pro Tag sind schon förderlich. Diese müssen nicht "am Stück" absolviert werden. Die Atmung sollte sich dabei leicht beschleunigen. Der Trainer bespricht mit den Teilnehmern Möglichkeiten zur Integration von mehr Bewegung im Alltag.

Regelmäßiger Sport sollte leicht auszuüben sein und im günstigsten Fall die Ausdauer fördern. Gute Sportarten sind Walken, Schwimmen oder wandern. Yoga oder Pilates vereinen einen entspannenden und anspannenden Effekt, durch das Fokussieren auf die Atmung während der Übungen.

Grundsätzlich soll vom Kursleiter hervorgehoben werden, dass jegliche Art der Bewegung der Gesundheit zuträglich ist und Stress reduziert!

## 4.7 Modul V "Notfallkoffer"

Im Modul V sollen Möglichkeiten zur schnellen Intervention, wenn das Stresslevel hoch ist und kurzfristig abgebaut werden muss, gegeben werden. Dieses Modul ist im Anhang explizit für Trainer aufgearbeitet.

Das Modul ist darauf ausgerichtet akuten Stress kurzfristig wirksam zu bewältigen. In akuten Stressreaktionen: "(…) sind alle Körpersysteme, die sich evolutionsbiologisch getrachtet auf Kampf- oder Fluchtreaktion einstellen" involviert [6, S. 71]. Um den Umgang mit diesen Situationen zu verbessern, ist es hilfreich, eigene persönliche Strategien zu entwickeln, quasi einen eigenen persönlichen "Notfallkoffer".

Grundsätzlich ist es von Vorteil, verschiedene Elemente zu kombinieren. Sowohl kognitive als auch behaviorale und euthyme Elemente sollten ihren Platz im "Notfallkoffer" finden. Wichtig hierbei ist die frühzeitige Wahrnehmung von Stresssignalen. Denn je früher diese erkannt werden, desto einfacher können diese reguliert werden. Außerdem: Je früher die Person sich dem Stress stellt, desto gezielter kann eine Selbstregulation erfolgen [10].

Möglichkeiten zur effektiven kurzfristigen Erleichterung sind u.a. die Akzeptanz des Stresses und der negativen Gedanken. Dabei wird die aktuelle Tätigkeit aktiv unterbrochen und die Person wendet sich ausschließlich dem Stressor zu. Die stressende Situation soll verschriftlich werden (Impulse, Gedanken, Gefühle, etc.). Zusätzlich wird eine körperliche Entspannung angestrebt (durch PR oder Atemübung).

Hilfreich in stark stressenden Momenten sind auch positive Selbstinstruktionsformeln. Diese lassen sich gut einsetzen in Momenten, in welchen die Arbeit/die stressende Situation nicht unterbrochen werden kann. Diese sollen persönlich, Ich- bezogen, bildhaft, kurz und prägnant sein [18, 6]. Selbstinstruktionsformeln sollen immer schriftlich verfügbar sein, da in akuten Stressphasen die Konzentration meist sehr eingeschränkt ist.

Bei einer kontrollierten Abreaktion sollen Anspannung und körperliche Aktivierung bearbeitet werden. Oftmals ist das körperliche Stresserleben so ausgeprägt, dass kognitive Techniken in diesem Moment unmöglich sind. Durch eine kontrollierte Abreaktion sinkt das Stresslevel; "überschüssige" Energie wird abgeführt. Möglichkeiten dafür sind beispielsweise Joggen oder Tanzen (mit lauter Musik). Erregungsspitzen sollen abgebaut werden, damit sich nachfolgend mit den belastenden Emotionen auseinander gesetzt werden kann.

Befindet sich der Teilnehmer in einer stark stressenden Situation und kann diese nicht "abarbeiten", weil er beispielsweise im (Großraum)Büro sitzt, sind kleine Dinge zum Stressabbau hilfreich. Kaugummi kauen, da durch das Kauen Spannungen abgebaut werden. Ein Wackelkissen auf dem Bürostuhl sorgt für kleine Bewegungen und eine kurze Einheit Augenyoga ermöglicht die Entspannung. [23]

## 4.8 Modul VI "Abschluss"

Im letzten Modul soll anfangs auf die Wichtigkeit des persönlichen sozialen Netzes als Ressource hingewiesen werden. Durch ein gut funktionierendes soziales Netz kann Stress abgebaut werden. Ein gutes Gespräch mit einem Freund hilft oft, ein Problem zu lösen oder von einer anderen Seite zu betrachten. Der Kursleiter vermittelt den Teilnehmern, dass soziale Kontakte der Pflege, Vertrauen und Geduld bedürfen. Die teilnehmenden Personen sollen aufschreiben, wer zu ihrem engeren sozialen

Netzwerk gehört und hinterher kennzeichnen, zu wem sie den Kontakt eventuell verstärken wollen (oder wer ihnen nicht guttut).

Nach einem kurzen Exkurs zum sozialen Netz fasst der Kursleiter die vorgegangenen Module zusammen.

Die Teilnehmer sollen reflektieren, was sie gelernt und mitgenommen haben. Des Weiteren sollen die Personen benennen, welche Strategien sie zukünftig wohl anwenden werden.

# 5 Interventionseffekte evaluieren

Um die Interventionseffekte eines Konzeptes zum Stressmanagement zu evaluieren, bieten sich in der Regel Stresstagebücher oder Fragebögen an.

## 5.1 Evaluation mit Stresstagebuch

Mit dem Führen eines Stresstagebuches kann dem Teilnehmer am Seminar für Stressmanagement gut vor Augen geführt werden, inwieweit sich sein Verhalten und seine Reaktion auf den Stress verändern. Mit Zunahme der erlernten Interventionen, sei es kognitive Umprogrammierung, Entspannung/Bewegung oder anderes, sollten sich auch die Einträge (positiv) verändern.

In Kapitel 4.3, Modul I ist schon auf das Führen eines Zeit/ Stresstagebuches eingegangen worden.

Stresstagebücher sind rein subjektiv und auf Grund dessen wissenschaftlich nicht valide. Nichtsdestotrotz sind sie ein gutes Mittel, um den Teilnehmern Fortschritte im eigenen Verhalten zu verdeutlichen. Grundsätzlich sollte den Lernenden nahegelegt werden ein solches Tagebuch zu führen, auch um das frühzeitige Erkennen von auslösenden Stressoren zu üben und sich noch verbleibende Defizite im persönlichen Stressmanagement vor Augen zu führen.

## 5.2 Evaluation anhand von Fragebögen

Stresserleben ist immer subjektiv. Deswegen liegt es nahe, dieses Erleben anhand von Fragebögen zu messen. Es gibt mittlerweile eine große Anzahl von Fragebögen zum Messen von Stresserleben. Es ist bei dem Einsatz solcher Fragebögen darauf zu achten, dass es sich um validierte deutsche Übersetzungen handelt, damit es nicht zum Verlust einzelner Gütekriterien (Validität, Reliabilität) kommt.

Verschiedene Fragebögen messen in der Regel verschiedene Ereignisse/ Stressreaktionen. Kritische Lebensereignisse werden oftmals mit der Social Readjustment Rating Scale (SRRS, Holmes & Rahe, 1967) untersucht. Solche Ereignisse können Heirat, Tod eines nahestehenden Familienmitglieds, Urlaub, Trennungen, o.ä. sein. Die im SRRS gestellten Fragen beziehen sich auf das vergangene Jahr.

Alltagsstressoren können mit dem Alltags- Belastungs- Fragebogen (ABF; Traue, Hrabal & Kosarz, 2000) erfasst werden. Diese Fragen beziehen sich auf die vergangenen vierundzwanzig Stunden.

Es gibt noch eine Vielzahl anderer möglicher Fragebögen, welche sich beispielsweise mit chronischem Stress (TICS, Peter Schulz, Wolff Schlotz, Peter Becker, 2004), Burnout (MBI; Maslach und Jackson, 1986) oder beruflichen Gratifikationskrisen beschäftigen.

## 5.3 Evaluation des Vorgestellten Konzepts

Das in Kapitel 4 vorgestellte Gruppenkonzept lässt sich wohl am besten über die Stressreaktivitätsskala (SRS; Schulz, P., Jansen, L. J. & Schlotz, W. 2005) darstellen. Die SRS erfasst, wie stark Menschen bei Arbeitsüberlastung, Misserfolgen, sozialen Konflikten und Bewertungen, in der Vorbereitungsphase und der Post- Stress- Phase auf Stressoren reagieren [22]. Durch die fehlende Normierung ist es unmöglich, diesen Fragebogen in der Einzelfalldiagnostik einzusetzen. Er eignet sich jedoch für Vorher- Nachher- Vergleiche in Stressreduktionstrainings.

Der Fragebogen zur Stressbelastung von Strobel [18], welcher in Kapitel 4.3 angeführt wurde, ist auch ein gutes Instrument zum Vorher- Nachher- Vergleich in Stressreduktionstrainings. Gemessen werden können persönliche, kognitive und soziale Stressoren in verschiedenem Ausmaß.

# 6 Literatur- und Quellenangaben

[1] Antonovsky, A., 1997, Salutogenese. Zur Entmystifizierung der Gesundheit, Deutsche erweiterte Herausgabe von Alexa Franke, Tübingen

[2] Beales, G., (1993), Streß, Bremen

[3] Ellis, A., (1997), Grundlagen und Methoden der Rational- emotiven Verhaltenstherapie, München

[4] Fuchs, R., (2003), Sport, Gesundheit und Public Health, Göttingen

[5] Gröninger, S., Stade- Gröninger, J., (1996), Progressive Relaxation. Indikation, Anwendung, Forschung, Honorierung, München

[6] Heinrichs, M., Stächele, T., Domes, G., (2015), Stress und Stressbewältigung, Fortschritte der Psychotherapie, Göttingen

[7] Hüther, G., (1997), Biologie der Angst, Wie aus Stress Gefühle werden, Göttingen

[8] Jacobson, E. (2006), Entspannung als Therapie. Progressive Relaxation in Theorie und Praxis, München

[9] Kaluza, G., Basler, H., Simon, G., Schmidt- Trucksäß, A., Büchler, G., (1998), Wohlbefinden und kardiovaskuläre Fitness bei Teilnehmern eines laktatgesteuerten Ausdauertrainings, Zeitschrift für Gesundheitspsychologie, 6, S. 33- 36

[10] Kaluza, G., (2004), Stressbewältigung, Trainingsmanual zur psychologischen Gesundheitsförderung, 2., vollständig überarbeitete Auflage, Berlin

[11] Lazarus, R., Launier, R., in Stress, Theorien, Untersuchungen und Maßnahmen, Nitsch, J. (Hrsg.), S. 213- 259, Bern, (1981)

[12] Ohm, D., (1992), Progressive Relaxation, Überblick über Anwendungsbereiche, Praxiserfahrungen und neuere Forschungsergebnisse, Report Psychologie, 17 (1), S. 27-43

[13] Reschke, K, Schröder, H., (2010), Optimistisch den Stress meistern: ein Programm für Gesundheitsförderung, Therapie und Rehabilitation, Tübingen

[14] Schelp, T., Gravemeier, R., Maluck, D., (1997), Rational-emotive Therapie als Gruppentraining gegen Streß, Seminarkonzepte und Materialien, Bern

[15] Schwarzer, R., (1993), Streß, Angst und Handlungsregulation, 3., überarbeitete und erweiterte Auflage, Stuttgart

[16] Selye, H., in Stress, Theorien, Untersuchungen und Maßnahmen, Nitsch, J. (Hrsg.), S. 163-212, Bern, (1981)

[17] Storch, M., Krause, M., (2017), Selbstmanagement- ressourcenorientiert. Grundlagen und Trainingsmanual für die Arbeit mit dem Züricher Ressourcen Modell (ZRM©), 6., überarbeitet Auflage, Bern

[18] Strobel, I., (2015), Stressbewältigung und Burnoutprävention, Einzelberatung und Leitfaden für Seminare, Stuttgart

Internetquellen

[19] Gegen Stress: So kriegen Sie mit Atemübungen den Kopf frei | BARMER zuletzt aufgerufen am 04.08.2021

[20] Situationsanalyse. Angst- und Stressbewältigung - PDF Kostenfreier Download (docplayer.org) zuletzt aufgerufen am 02.08.2021

[21] Stress-Fragebogen.pdf (ohne-stress-zum-erfolg.de) zuletzt aufgerufen am 02.08.2021

[22] Stressreaktivität: Theoretisches Konzept und Messung | Diagnostica (hogrefe.com) (zuletzt geöffnet am 18.08.2021)

[23] Yoga Vidya - Augenübungen (yoga-vidya.de) (zuletzt aufgerufen am 16.08.21)

[24] Zeitmanagement - Das Eisenhower-Prinzip - Lernen heute (lernen-heute.de) (zuletzt aufgerufen am 16.08.2021)

# Anhang 1 Modul V "Notfallkoffer"

| Zeit | Wer | Inhalt/ Ziel | Ablauf | Sozialform | Anmerkung/ Material |
|---|---|---|---|---|---|
| 10 min | KL | Thematisierung des Moduls | Vorstellung der kurzfristigen Stressbewältigung; verweis auf persönliche Strategieentwicklung durch frühzeitige Wahrnehmung und Selbstregulation Der eigenen "Notfallkoffer" | Gruppe | Laptop |
| 20 min | KL TN | Vermitteln kognitiver Interventionen | Kurze theoretische Einführung durch den KL Üben durch die TN Akzeptanz Verschriftlichen einer vorgestellten Situation PR | Einzelarbeit Gruppe | Laptop Stift, Papier |
| 20 min | KL TN | Vermitteln von positiver Selbstinstruktion | Kurze theoretische Einführung durch den KL Üben der TN Erstellen von persönlichen Selbstinstruktionsformeln | Einzelarbeit Vorstellung in der Gruppe | Laptop Stifte, Papier Karteikarten Beispiel- Postkarten; Zitate |
| 15 min | KL TN | Vermitteln der kontrollierten Abreaktion | Vorstellen verschiedener Methoden "Üben" durch die TN Entweder tanzen und hüpfen oder 2 min- Einheit Tabata | Gruppe | Laptop/ Handy (Lautsprecher), (Tabata- App) |
| 20 min | KL TN | Vorstellen von weiteren kleinen (unsichtbaren) Interventionsmöglichkeiten | Nochmaliger Hinweis auf Spannungsabbau durch Bewegung Kaugummi Wackelkissen Augenyoga (Vorstellung, ausprobieren und üben) | Gruppe | Laptop Kaugummi Wackelkissen Vorlage Augenyoga |
| 5min | KL | Abschluss | Zusammenfassung des Moduls | Gruppe | |

KL Kursleiter  TN Teilnehmer